NOS BASTIDORES DO CÂNCER
POR UMA SOBREVIDA MAIOR
E UMA MELHOR QUALIDADE DE VIDA

Maria do Carmo Vieira-Montfils

NOS BASTIDORES DO CÂNCER
POR UMA SOBREVIDA MAIOR
E UMA MELHOR QUALIDADE DE VIDA

1ª Edição
POD

KBR
Petrópolis
2015

Coordenação editorial **Noga Sklar**
Revisão de texto **Noga Sklar**
Editoração **KBR**
Capa **KBR**
Ilustração da capa **"Tratamento de Câncer"**,
período Edo, Japão, 1809

ISBN 978-85-8180-373-9

KBR Editora Digital Ltda.
www.kbrdigital.com.br
www.facebook.com/kbrdigital
atendimento@kbrdigital.com.br
55|21|3942.4440

HEA039030 - Saúde/ câncer

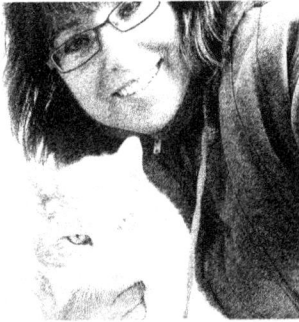

Maria do Carmo Vieira-Montfils é brasileira e canadense. Nascida no Brasil, vive no Canadá há 15 anos. É autora de dois livros publicados em francês, *Fenêtre Virtuelle* (poemas) e *Une deuxième vie – aide à la francisation*. *Nos bastidores do câncer*, em edição trilíngue, é seu primeiro título publicado pela KBR. É colunista do blog de crônicas da KBR e da série *Singles K*.

E-mail da autora: maviemontfils@yahoo.ca

Sumário

Introdução • 13

1. Por quê? • 17

2. Câncer, uma nova visão • 23
   Pensemos em uma nova
       abordagem • 34
   Brainstorming • 35
   A Proposta • 37

3. O paciente • 39
   O papel da família e dos
       amigos • 46
   Registrar por escrito nossos
       sentimentos • 47
   Culpa? • 48
   A imortalidade • 50
   Pé no chão • 51
   Vamos em frente! • 54
   Crenças • 56
   Na sala de espera • 59
   Convocação • 60

4. O médico • 63
   O papel das companhias
      farmacêuticas • 71
   A Famosa Relação Risco-
      Benefício • 72
   Trabalhando juntos • 74
   A infame relação custo-
      benefício • 75
   Onipotência: dominação x
      submissão • 75
   Testemunho • 77

Conclusão • 79

Em homenagem aos meus pacientes.

Agradeço ao médico e amigo que cuidou de minha irmã, Dr. Wagner Brant Moreira.

Introdução

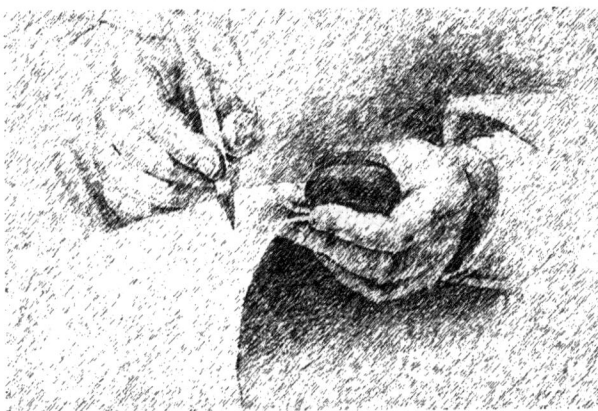

Este livro não é um documento médico profissional. O formato informal do meu texto[1] se assemelha mais a um ensaio, e combina muito bem com meus propósitos, porque posso expor minhas ideias de maneira mais flexível, sem o compromisso de provar nada e sem outras tantas limitações, abrindo espaço para reflexões éticas e filosóficas.

---

1 Nota da autora: o masculino genérico é usado sem discriminação, unicamente com o intuito de tornar o texto mais ágil.

Não me atrevo, entretanto, a estabelecer regras. Apresento aqui o testemunho de um ser humano que conviveu muito tempo com a oncologia, mas é natural que eu não possa me abstrair de tudo o que aprendi como oncologista, diria mesmo que é impossível.

Meu texto pode dar a impressão, às vezes, de que estou dando conselhos ou fazendo advertências, mas não é como médica que dou sugestões. Trata-se aqui de uma visão lógica desse ambiente, uma tentativa de ajudar no sentido de um desenrolar favorável das relações humanas, e, por que não dizer, também uma ajuda para a ciência.

Ofereço um novo ângulo de visão para o tratamento do câncer e convido todos a participarem desse projeto para uma nova abordagem. Este trabalho, portanto, tem a pretensão de se dirigir ao paciente e àqueles à sua volta, à equipe de cuidados de saúde, ao pesquisador e a outros que, porventura, possam estar interessados no assunto "câncer", com uma abertura de mente tão generosa quanto possível, a fim de refletir sobre nossas indagações e nossas necessidades.

Tento acompanhar cada etapa a ser superada quando essa doença entra em nossa vida, para ver como podemos melhorar nossa caminhada, tanto do lado do paciente, como do lado da equipe de saúde. Outro objetivo é tentar encontrar a direção certa para cada um, em busca de um futuro onde exista maior probabilidade de a esperança se tornar realidade.

Os assuntos que abordo nesta obra são universais, e, portanto, do interesse de todos, onde quer que seja publicado.

Para informações de ordem profissional, sugiro que procurem documentos oficiais sobre o assunto ou que consultem as autoridades competentes.

1. Por quê?

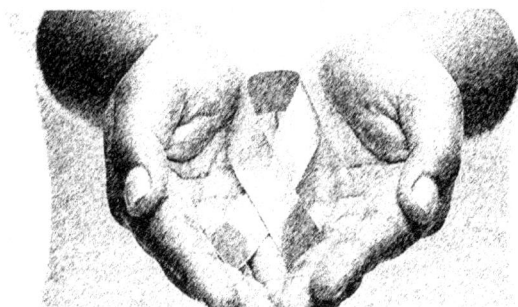

Já faz alguns anos que não exerço a medicina. Às vezes tenho a impressão de ter abandonado o campo de batalha, ter deixado minha missão inacabada. Mas sei que esta sensação se deve ao vazio que nos invade quando cessamos de desempenhar um papel tão exigente e importante, e por esta razão, para compartilhar minha experiência e minhas ideias, decidi escrever este livro. Minha proposta é dividir com vocês algumas reflexões sobre o ser humano e sobre as circunstâncias que nos envolvem quando estamos "nos bastidores do câncer", com nossa bagagem cheia de necessidades, carregada de vitórias e frustrações.

Acredito que seja vital a criação de uma nova abordagem da doença. Se minha contribuição puder ajudar alguém em seu percurso, seja um médico, um paciente ou sua família, terei cumprido mais uma etapa da minha missão na Terra, e isso será muito gratificante para mim.

Quando escolhi ser médica e, em seguida, especializar-me em oncologia, tinha por objetivo conhecer melhor o ser humano e ajudar o próximo. Então estudei e sempre trabalhei por este ideal, mais do que por qualquer outra razão. Tinha a ilusão de que o fato de conhecer melhor o funcionamento do corpo faria minha vida mais interessante e útil. Num país como o Brasil, de onde vim, existe uma importante parcela da população vivendo na pobreza, e sonhar em poder ajudar as pessoas é uma reação trivial, sem nenhuma conotação de heroísmo. As tristes condições dessa gente desfavorecida nos incomodam e nos estimulam a entrar em ação, mas, obviamente, meu alvo não era somente a população pobre.

Hoje, não vivo mais num país onde há pobreza, mas ainda sinto que poderia ajudar as pessoas — gente pobre num sentido mais amplo, porque somos todos pobres em nossa limitada condição humana.

Não pretendo ser didática, porque não sou professora. Mas, apesar da linguagem simples, por vezes até coloquial, espero que meu trabalho possa gerar uma interação construtiva entre os leitores e seu círculo de amigos e familiares.

Aprendi muitas lições com meus pacientes, e também passei pela experiência de ter um membro de minha família acometido pelo câncer, minha querida irmã, que perdi nessa batalha. Infelizmente, no caso dela, o câncer de mama não foi detectado em estágio precoce, a despeito de toda a informação disponível para uma pessoa tão inteligente e instruída como ela, e da presença de uma oncologista a seu lado, a quem poderia ter recorrido.

Quando buscou ajuda, o câncer já havia se disseminado para os linfonodos regionais e o prognóstico já não era dos melhores. Mesmo assim, não sendo a melhor situação, o tratamento possibilitou a ela uma sobrevida de 10 anos, vivendo bem, sem sinais de doença. As metástases, no entanto, eram uma probabilidade, e infelizmente elas ocorreram.

Narro tudo isso para enfatizar a importância do diagnóstico precoce. Quando o câncer é detectado bem no início de seu desenvolvimento, é maior a possibilidade de cura. Então, são essenciais os exames periódicos minuciosos. Todas as mulheres deveriam ser examinadas regularmente, e o autoexame das mamas é também muito útil para esse diagnóstico.

Em todas as circunstâncias o médico deve ser consultado sobre procedimentos disponíveis e recomendados para cada um, tanto em se tratando de prevenção quanto de um eventual tratamento. Cada caso de câncer deve ser avaliado cuidadosamente, porque há muitas situações diferentes. O câncer pode ter comportamentos completamente distintos, dependendo de múltiplas variáveis. Não se pode generalizar.

Durante os meus anos de exercício da medicina, trabalhei com ricos e pobres, com pessoas mais e menos instruídas, jovens e menos jovens. Então, posso dizer que ofereço a vocês um testemunho muito rico, tenho consciência disso. Acumulei tantas horas ao lado do sofrimento e da luta pela vida, por vezes estando profundamente mergulhada nessa atividade, que ouso pensar que estou apta a aventurar-me em certas considerações sobre o assunto.

Mas não quero contar histórias tristes. A realidade já é suficientemente dura, não precisamos acrescentar mais sofrimento. Sei que há pacientes de câncer que se interessam por aprender mais sobre a doença. Frequentemente perguntam sobre detalhes e acho que posso ajudar, dando um panorama geral de alguns conceitos básicos. Também estou convencida de que partilhar nossos sentimentos e experiências é um modo eficaz de nos ajudarmos mutuamente, tornando o sofrimento menos pesado. Tendo combatido a doença nos dois lados — profissionalmente e na minha família —, quero continuar a contribuir da maneira que posso e que me é permitida, já que não consegui obter a licença para exercer minha profissão no Quebec, assunto que abordarei oportunamente.

"En médecine comme en amour, ni jamais ni toujours"[2] — não conheço o autor dessa frase, mas quão verdadeira ela é! Foi um professor da Faculdade de Medicina onde estudei que a proferiu, como uma lição primordial que não devíamos jamais esquecer. Não esqueci, e devo dizer a vocês que nada que afirmo neste livro é definitivo. Não conhecemos todas as leis que regem o universo, e estamos muito longe de conhecê-las. Vivemos um aprendizado contínuo e é nessa condição que venho partilhar minhas ideias, embora não o admita por humildade, mas porque vejo nossa realidade desta maneira: Somos todos aprendizes.

Todos os temas que abordo estão abertos à discussão. Às vezes, faço perguntas que

2 "Na medicina como no amor, nem nunca nem sempre."

tangenciam a filosofia... um exercício mental que todos deveriam praticar. Convido-os, pois, a refletir de um modo crítico sobre cada questão em debate, e vocês verão que assim a leitura será bem mais proveitosa. Juntos, criaremos algo novo com nossos múltiplos talentos, e novas ideias surgirão.

O conhecimento, a ciência, as ideias — não importa que nome damos à nossa experiência —, tudo evolui a partir de um aprendizado previamente adquirido, que por sua vez abre uma porta para uma nova sala. E assim iremos explorar novos labirintos.

2. Câncer, uma nova visão

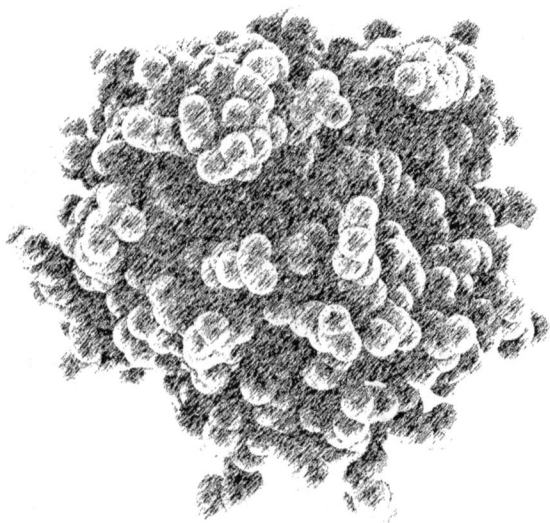

Qual é a origem da palavra "câncer"? Esta denominação é creditada ao médico grego Hipócrates (460-370 a.C.), considerado o "pai da medicina", que usava os termos *carcinos* e *carcinoma* para descrever os tumores. Em grego, se referem ao caranguejo e procuram descrever o aspecto da doença, já que as projeções digitiformes que aparecem por ocasião da propagação, a partir da lesão inicial, se assemelham a esse crustáceo.

O médico romano Aulus Cornelius Celsus (25 a.C.-50 d.C.) traduziu o termo grego para *cancer*, palavra latina para caranguejo. Galeno (130-200 d.C.), outro médico romano de origem grega, usou o termo *oncos* (do grego "tumefação", "inchação") para descrever os tumores. Enquanto a analogia ao caranguejo feita por Hipócrates e Celsus continua a ser usada para descrever tumores malignos, o termo de Galeno é atualmente utilizado frequentemente para nomear os especialistas em câncer — os oncologistas.

Ok. Com uma introdução como esta, este texto pode parecer didático, mas este livro não é um tratado científico. Pelo contrário, trata-se, antes de tudo, de uma reflexão pessoal sobre o assunto, uma tentativa de compreender melhor o ser humano e suas circunstâncias, para que possamos ir adiante em nosso caminho. Contudo, para partilhar minhas ideias com vocês, é necessário discorrer um pouco sobre o mecanismo básico pelo qual o câncer se desenvolve e se dissemina, claro, a partir do que conhecemos sobre a doença.

Mesmo que o texto possa conter, por vezes, termos técnicos em excesso, que poderiam interessar mais a especialistas da área, por favor, tentem insistir pacientemente na leitura, pois tudo que escrevo poderá ser útil para todos, no que se refere ao objetivo geral de conhecer mais sobre esta doença cada vez mais difundida.

Em primeiro lugar, é importante falar brevemente sobre os tecidos do nosso corpo, pois existe uma semelhança entre as células cancerosas e as células embrionárias, no que diz respeito ao seu caráter de crescimento. Sim, é verdade! Vamos lá.

Quando o óvulo da mãe e o espermatozoide do pai se juntam para originar o ovo humano, é formada uma célula totipotente — possuidora de todo o potencial. Esta célula tem todo o material necessário para desenvolver todos os tecidos do corpo — por exemplo, a pele é um tecido distinto do tecido do fígado, diferente do tecido do cérebro... e assim por diante. Mas todas essas células, que se tornam diferentes em um ser humano, eram inicialmente uma célula única, com todas as características ainda não diferenciadas em diversos tecidos.

Permito-me inserir aqui um pequeno parêntesis de ordem semântica, que julgo necessário. Vocês notaram que utilizei uma palavra talvez desconhecida para muitos, o vocábulo "totipotente". Sim, esta palavra existe, e figura nos grandes dicionários! É muito usada em embriologia e também em oncologia. Penso que seja um termo insubstituível e por esta razão não usei um sinônimo. Gosto do termo, pois quando nos referimos à "totipotência", transmitimos a magnitude da ideia. "Toti" vem do latim *totus*, que significa tudo, inteiro. "Potente" também do latim, significa poderoso, potente, mesmo. O significado da palavra "totipotente" é imponente; a célula totipotente está com tudo, ela tem o poder, a capacidade de formar um ser completo.

À medida que as células se multiplicam durante a fase embrionária, elas se diferenciam — novas células sofrem influências de modo que se tornam diferentes. Assim, começam a formar aglomerações aqui e acolá, tomando a forma de órgãos e de massas de tecidos.

Em geral, quando se difereciam, as células perdem a totipotência, ou seja, tornam-se cada vez mais especializadas para certas funções. Por exemplo, o tecido do fígado produz substâncias que a pele não produz, e assim por diante.

Todas as células normais possuem um sistema responsável pelo controle do processo de divisão celular. Trata-se de um mecanismo que contrapõe estimulação e inibição da multiplicação celular, conduzido por genes (proto-oncogene, oncogene, antioncogene etc.). Chamarei esse sistema de "Complexo O", para simplificar o texto.

Agora, falemos do câncer... Por determinada razão (às vezes conhecida, outras não), uma célula (ou algumas células) de um tecido do corpo sofre uma mudança, por exemplo, uma mutação, que desencadeia um processo de divisão celular sem os controles habituais. Muitas vezes, a maquinaria celular é capaz de corrigir o problema, mas em outros casos, não; e é aí que aparece a célula cancerosa, que começa a se multiplicar sem a supervisão normal do "Complexo O", que se torna defeituoso em sua função.

Essas células se multiplicam sem respeitar as leis que regem seu ambiente. Parecem retornar a um estágio ancestral, isto é, retomam características mais indiferenciadas, como se estivessem retrocedendo a uma fase mais jovem, semelhante à fase embrionária, quando as células se multiplicavam mais ativamente. Por vezes, perdem muito de sua diferenciação, de sua especialização. Contudo, mantêm ainda algumas de suas características, pois o comportamento da doença varia segundo o tecido no qual o câncer se originou. O câncer não é uma doença uniforme, ele se manifesta sob várias formas. A velocidade de multiplicação depende, frequentemente, do grau de diferenciação das células.

Essa reprodução celular, aparentemente sem controle, forma massas de células que ganham volume e se transformam em tumores. Essas aglomerações de células deixam de apresentar o comportamento de um tecido normal, não funcionam mais juntas, em concerto com o resto do organismo. Elas sequer respeitam seu próprio território, e têm tendência a invadir os tecidos vizinhos e a se tornarem independentes, perdendo a coesão do conjunto do tecido de origem, com uma propensão a se soltarem e irem circular alhures, se instalando em pontos distantes de sua localização inicial (distantes de seu local dito "primitivo"), onde continuam a se multiplicar ("metástases").

Em resumo, o caos se instala.

Todo esse processo consome muitos nutrientes e muita energia da pessoa afetada, sem um propósito aparente. As massas de células aumentam com mais rapidez do que o organismo é capaz de nutri-las, e muitas perecem em pleno crescimento, liberando substâncias tóxicas.

Esses tumores podem também produzir efeitos mecânicos desastrosos, como compressões e obstruções, e tudo isso pode conduzir o paciente à morte, se não tomamos o controle da situação.

Incontáveis estudos e teorias tentam explicar esse estranho comportamento da célula cancerosa e os motivos pelos quais o organismo não o controla. Várias alterações genéticas (hereditárias e não hereditárias) foram detectadas, mas não se conhece ainda a causa primeira do processo, não foi descoberto ainda por que tudo acontece.

Por que o "Complexo O" se altera de modo a permitir que a célula se multiplique sem limite? Procuramos razões aqui e acolá, mas o mistério é bem maior do que as descobertas. Sabemos também que há muitos fatores que contribuem para desencadear a doença, como certos hábitos, certos alimentos e a maneira como os consumimos, a exposição a agentes tóxicos, a combinação de fatores etc. Mas a verdadeira razão permanece desconhecida.

Quando descobrirmos a causa, encontraremos a cura. Certamente, a eliminação de certos fatores ajuda muito. Por exemplo, está provado que o hábito de fumar é um importante fator de risco para o desenvolvimento do câncer de pulmão. Ele não age sozinho, obviamente; a pessoa em risco tem outros fatores que contribuem. Provavelmente, para muita gente o fato de não fumar é um fator protetor contra o câncer de pulmão, mas evitar fatores de risco não é suficiente.

Vou exemplificar com uma analogia: suponhamos que exista um buraco de um lado de um terreno e que ele esteja rodeado de um tipo de fruta muito apreciado por um animal selvagem. Se o animal vai a esse lado do terreno para comer as frutas, há uma probabilidade maior de que ele caia no buraco. Existe também a chance de não cair. Se retiramos as frutas, o risco de que o animal vá até lá é menor, mas mesmo assim ele pode ir e cair. Para que não haja mais risco nenhum de que ele caia, é preciso eliminar o buraco!

E visto que o "buraco" está camuflado para todos, as medidas de prevenção e o tratamento que usamos para o câncer são todos periféricos, ou seja, nunca alcançamos o cerne do enigma.

Qual é a estratégia dos tratamentos existentes, como a quimioterapia? São idealizados para atacar as células em seu processo de divisão celular. As moléculas das drogas se comportam como componentes fraudulentos da estrutura celular, ou agem, por exemplo, envenenando elementos da íntima estrutura da célula, necessários ao processo de multiplicação. Consequentemente, as células cancerosas são destruídas quando estão no ato de divisão. Como sabemos, as células tumorais se multiplicam rapidamente, sendo, então, afetadas em grande número por essa estratégia.

Há, porém, um grave problema com este tipo de logística, na minha opinião. Apesar de ser considerado um método muito avançado e astucioso, atingindo a divisão celular em suas disposições mais íntimas, como acontece com a maioria dos mecanismos de ação dos tratamentos que existem hoje, o objetivo se resume a matar células que se encontram em rápida multiplicação, como é o caso das células cancerosas. Ora, além de matar as células cancerosas, o tratamento também mata outras células do corpo que possuem uma alta taxa de multiplicação, e esse problema causa a maior parte dos efeitos colaterais.

Por exemplo, as células da medula óssea, responsáveis pela fabricação de células do sangue, são diretamente afetadas, porque se multiplicam rapidamente. A consequência é a diminuição da produção de células do sangue, podendo levar à anemia (por baixa do número de glóbulos vermelhos), a hemorragias (por baixa do número de plaquetas) e a infecções (devido à leucopenia — baixa do número de glóbulos brancos, os "soldados" do nosso corpo, que nos protegem contra agentes infecciosos; com a diminuição do número de "soldados", o corpo se torna mais susceptível às infecções). Essas consequências podem ser perigosas, configurando condições mais graves, que ameaçam a vida, necessitando frequentemente de imediata intervenção.

Outro exemplo é a matriz epitelial do

folículo piloso, que forma o cabelo, uma das populações celulares de crescimento mais rápido no corpo humano; então, o tratamento pode levar à perda temporária de cabelo.

Atualmente, usam-se ardis para ter como alvo somente as células cancerosas, mas esses ardis ainda não estão disponíveis para todas as drogas, e tampouco atingem ainda a causa primária. Então, uma célula "louca" pode permanecer e ser capaz de retomar seu ritmo, ou pode também desenvolver ardis para continuar sua propagação, pelo chamado mecanismo de resistência.

Em consequência disso, continuamos a ver que os efeitos colaterais se apresentam frequentemente, apesar de todo o arsenal para tentar contorná-los. E vemos ainda recidivas da doença em curto ou longo prazo. Sem falar do câncer secundário, que se desenvolve pela ação cancerígena do próprio tratamento.

Sabemos que há estudos mais recentes que levaram à criação de drogas com mecanismos de ação inovadores; em linguagem mais simples e clara, um deles se propõe a tornar as células cancerosas "visíveis" para o sistema imunitário (mais uma vez, a estratégia é fazer guerra entre células), e um outro se propõe a atingir a mutação que desencadeia a aceleração da divisão celular. Mas parece que não se trata ainda do "Ovo de Colombo".

Creio que todos esses medicamentos usados até hoje não atingiram ainda a causa primária do câncer porque as células cancerosas têm a capacidade de encontrar meios de frustrar os tratamentos, pelos mecanismos de resistência: sofrem mudanças para prosseguir em sua rota inexorável, essa tendência viciosa a se multiplicar.

Onde estaria a origem dessa tendência?

Enquanto isso, os pacientes estão aí, é preciso tratá-los o mais rápido possível, com as ferramentas que temos. E é esse o tipo de tratamento de que dispomos, e que assim mesmo consegue atingir resultados surpreendentes. Um número cada vez maior de pacientes atinge o estado de remissão da doença em longo prazo, e podemos mesmo dizer que muitos alcançam a cura.

No que diz respeito à pesquisa, além de trabalhar com novos medicamentos que visam matar as células, poderíamos, talvez, pensar em **uma nova abordagem**. Sei que é difícil pensar de modo diferente, porque o universo que conhecemos nos induz à morte e as armas que sabemos construir são feitas para matar, de acordo com as leis da natureza — "matar para sobreviver", este é o lema disponível em todos os níveis.

Se esta afirmação o aterroriza, se você se recusa a aceitar nossa realidade predatória, você está como eu dando os primeiros passos em direção a uma outra dimensão. Mas isso é uma outra história...

Pensemos em uma nova abordagem

Com toda a evolução dos estudos genéticos nos últimos anos, deve haver um meio de perscrutar essas células mais eficazmente, submetê-las a ambientes similares ao corpo humano para interagir com os mecanismos de divisão celular, não para testar substâncias que irão destruir a célula em divisão, nem para contornar a situação com astúcias, porque a célula também responde com astúcias. Não podemos nos esquecer de que estamos dentro de um sistema onde vigora o princípio da ação e reação (a toda ação corresponde uma reação igual e contrária).

E se começássemos, em vez disso, a jogar com a sua capacidade de se multiplicar? Precisaríamos tentar restabelecer o bom comportamento da célula, para que ela retornasse ao seu ritmo normal, respeitando as leis que regem seu ambiente — esta seria a "nova abordagem" a que me refiro.

Se desenvolvêssemos estudos desse tipo, talvez achássemos respostas que poderiam superar nossas expectativas. Talvez, estudando a origem do comportamento da célula cancerosa, aprenderíamos mais sobre a nossa própria natureza, sobre as leis que nos regem, que regem esse comportamento padrão de que dispomos no momento — vida → crescimento → morte —, governado por esse moto-contínuo de ações e reações.

Nos parágrafos anteriores expus o comportamento das células embrionárias e o das células cancerosas, para colocar em evidência a semelhança de seu caráter de crescimento. Em princípio, não é um comportamento intrínseco de "morte". De um certo modo, o processo canceroso reproduz, em modo acelerado, o padrão da natureza — nascimento, crescimento e morte.

Precisamos desmascarar e frustrar esse modelo, esse círculo vicioso. Convido-os a refletir sobre esta realidade impressionante.

Brainstorming

Agora, um outro parêntese se impõe... Este texto já gerou um pequeno fruto, em interação com a minha família. E é exatamente isso que eu quero: que possamos refletir juntos e lançar nossas ideias. Descrevo aqui um pequeno avanço, útil talvez para encorajar outros...

Compartilhando com meu irmão Francisco, engenheiro, esses meus pensamentos sobre a célula cancerosa, ele deu sequência ao meu projeto de uma forma diferente e surpreendente! Creio que o que ele disse é lógico.

Antes de tomar conhecimento da ideia do meu irmão, vamos reler um pequeno trecho do parágrafo anterior: "Expus o comportamento das células embrionárias e o das células cancerosas (...) para colocar em evidência a semelhança de seu caráter de crescimento. Em princípio, não é um comportamento intrínseco de 'morte'." Quando eu disse isso a ele, Francisco argumentou que a mutação que desencadeia o comportamento de "crescimento" da célula cancerosa poderia ser uma reação vital para reparar um dano sofrido.

Repentinamente, a sequência de desenvolvimento do câncer tornou-se lógica! Sigamos atentamente uma possível concatenação de eventos: uma célula normal é atacada por um agente potencialmente letal — um carcinógeno como a radiação, por exemplo — e fica danificada a tal ponto que sofre uma mutação. Essa mutação, aparentemente ao acaso, pode ter o propósito de reparar o efeito destrutivo experimentado pela célula, ou seja, essa mudança desencadeia o mecanismo de divisão celular. Então, a multiplicação "desesperada" das células pode ter o objetivo de substituir as células danificadas, consideradas pelo sistema como células moribundas. Logo, esse processo seria uma reação pró-vida!

A Proposta

O que nós chamamos neste livro de "Complexo O" é o componente genético (ou os componentes genéticos) responsável pela condução do processo de divisão celular. Devemos ficar de olho nele! Se conseguirmos identificar profundamente e controlar essa reação de comando por parte do "Complexo O", poderemos conseguir contê-lo, no caso do câncer. E, em outros casos, até mesmo usá-lo como uma fonte de renovação de tecidos. Talvez uma fonte de renovação da própria vida!

Então, o que temos como proposta no momento é uma ideia: desenvolver um tratamento que controle a progressão tumoral sem usar ardis para matar as células; ou seja, um processo que não perpetue reações a ações agressivas. Para isso, é preciso estudar o "Complexo O" mais minuciosamente, com o objetivo de aprender a controlá-lo ou talvez fortalecê-lo de alguma forma. e, assim, reverter o processo de multiplicação celular "desesperada".

A força da vida é algo muito intenso, e o que é grave aqui é o fato de esta força não estar ajustada apropriadamente. Não consertaremos esse ajuste errôneo tentando eliminá-lo com toda a violência e ingenuidade dos tratamentos atuais. Precisamos encontrar um caminho para repará-lo.

Sei que estamos longe de poder interagir com esse fenômeno. Todavia, é preciso pelo menos pensar nessa possibilidade. Seria uma etapa que precederia aquela através da qual tentaríamos desviar todo o sistema que conhecemos, como eu havia proposto como reflexão. A tarefa é enorme, eu sei, mas temos que repensar, recomeçar, refazer, reparar. Com pequenos passos, porque nossas pernas são curtas, conseguiremos, assim mesmo, percorrer longas distâncias.

E quando chegarmos ao fim do nosso caminho, transmitiremos o bastão a outro, para que ele tome a frente, como numa corrida de revezamento. Passo o meu bastão escrevendo este livro. Agora é a sua vez...

3. O PACIENTE

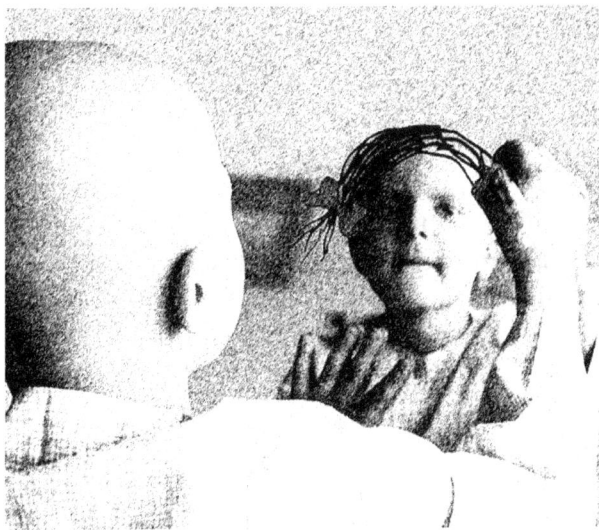

102 razões

É para ti que escrevo
As verdadeiras palavras.
Teus olhos brilham
Teus olhos que eu queria desenhar
Os mais belos.

Se as nuvens cinzentas te amedrontam
Olha as minhas flores.
Hoje, elas são esperança
Um jardim que virá.
Estou aqui
Ao teu lado
Canto 100 notas
Mais duas
Conto e reconto
As razões do meu jardim.
É para ti que planto.

Durante meus anos de prática médica, compilei na memória vários tipos de emoções, expressas por perguntas e comentários, elogios e queixas, ora dos pacientes e suas famílias, ora da equipe cuidadora — enfim, múltiplas impressões recebidas nesse ambiente que contribuíram para formar meus próprios sentimentos.

Meu objetivo neste trabalho é esboçar reflexões, não digo conclusões. Neste capítulo, quero falar sobre as pessoas a quem dediquei grande parte da minha vida — os pacientes oncológicos — e transmitir-lhes mensagens de esperança. Gostaria de continuar a ajudá-los, dar-lhes meu apoio através deste texto. Quero também convidar a lerem meu livro as famílias e amigos dos pacientes, assim como os médicos e toda a equipe de oncologia, porque ele pode ser interessante e útil a todos.

Então, inspiro-me nessa pessoa que é a peça mais importante do "trio" doença/ médico/ paciente.

O médico existe para tratá-la. E a doença se manifesta porque a pessoa está lá, com todas as suas características e circunstâncias peculiares.

A palavra "paciente", usada em medicina, diz respeito à pessoa que recebe a ação. Logo, ela é o elemento passivo. Frequentemente, é assim que vemos chegar uma pessoa com um diagnóstico recente de câncer: em estado de choque, incapaz de concatenar suas ideias adequadamente. Ela se vê, de repente, inteiramente desprovida do poder de decidir sobre sua própria vida. Uma doença inesperada está tomando o controle. Além do mais, é preciso se submeter a uma batelada de exames... E tem que se apressar, para começar o tratamento o mais rápido possível!

Com o acesso cada vez mais fácil à informação, não é mais segredo para ninguém que o câncer é uma doença curável em muitos casos, e que os efeitos colaterais do tratamento são cada vez mais controlados. Todavia, o medo do câncer continua presente e intenso. É a morte que aparece repentinamente no espelho, a morte, esse evento terrível que, entretanto, é a única certeza que temos durante nossa existência na Terra.

Alguns dizem que a morte não os amedronta, o que não querem é passar pelo sofrimento. Creio que esta seja uma reação mais tardia, numa fase de aceitação, na qual a razão entra em cena. Mas o choque inicial diante do diagnóstico é realmente devido ao confronto com a possibilidade de morrer, que excita o instinto de conservação da vida.

Normalmente, o instinto de conservação da vida nos leva a realizar uma sequência de atos reflexos em defesa própria. Mas quando se trata de uma doença como o câncer, a pessoa afetada se vê forçada a delegar esse privilégio a outrem — o médico torna-se sua principal "ferramenta" de sobrevida.

As reações individuais variam, mas, na maioria dos casos, observamos esse tipo de resposta. Nesse momento, sem que o doente compreenda racionalmente e, muitas vezes, tampouco o médico, o paciente estabelece uma ligação instintiva com o seu salvador... Digamos, com seus salvadores, porque, frequentemente, o tratamento é multidisciplinar, isto é, várias disciplinas entram em ação, tais como a cirurgia, a quimioterapia e a radioterapia, entre outras. E para cada disciplina, há um especialista.

Vejamos um ponto importante a considerar. Nesse universo diversificado e novo para a maioria, o paciente pode-se sentir como em um labirinto, um fator a mais para se sentir perdido, mesmo após a consulta com o médico. É muita informação para assimilar em muito pouco tempo. Torna-se extremamente importante haver na equipe multidisciplinar, durante todo o decorrer do tratamento, alguém que possa conversar mais demoradamente com o paciente, explicar-lhe os detalhes, responder às suas perguntas.

Às vezes, é possível que essa pessoa seja o próprio oncologista, mas isso pode se configurar numa circunstância difícil, porque os médicos são habitualmente tão ocupados em avaliar seus pacientes, tomar decisões, fazer escolhas e estudos altamente técnicos para obter os melhores resultados de tratamento, que podem não ter tempo para desempenhar esse papel. Isso pode se tornar possível nos departamentos de oncologia menos congestionados, mas penso que não deveria ser a norma. É necessária a presença de uma outra pessoa para exercer essa importante função. Se o paciente tem questões muito específicas com relação ao tratamento, essa pessoa pode servir de intermediário entre o paciente e seu médico, quando uma consulta imediata não puder ser marcada. É aconselhável, então, anotar as coordenadas desse contato, para caso de necessidade.

Nos centros de oncologia mais modernos, há frequentemente pessoal para exercer essa função de acompanhamento, seja com formação em enfermagem ou em serviços sociais. Por vezes, pode ser necessária a intervenção de psicólogos, sobretudo para casos específicos, que se desviam de um quadro habitual. No hospital onde eu trabalhava, após vários anos de experiência, nossa equipe evoluiu para esse modelo multidisciplinar, no qual o oncologista é o responsável pelo paciente, obviamente, mas em conjunto e harmonia com outros profissionais tão importantes quanto ele, imprescindíveis.

Menciono esse modelo multidisciplinar em uma equipe porque o vi funcionar com sucesso. Mas há, certamente, outras experiências igualmente válidas. O importante, em minha opinião, é que o paciente tenha apoio, porque trata-se de um tratamento muito exigente, às vezes com complicações não negligenciáveis. Além do mais, é preciso que o paciente e sua família estejam informados sobre tudo, para que possam enfrentar a batalha com a disposição e a preparação necessárias. Ninguém pode ser "passivo" nesse combate. Assim, evitamos as surpresas que podem desestabilizar o conjunto da estrutura.

Em alguns casos, contudo, o paciente

não quer receber informações, e desenvolve uma barreira quase intransponível. Não é difícil detectar essa manobra do paciente. A barreira é quase palpável. Na minha opinião, temos que respeitar essa reação. Se tentamos demolir essa defesa do paciente, o resultado pode ser desastroso.

Não raro, durante meus anos como oncologista, tive a oportunidade de presenciar situações como essa. Os psicólogos estariam mais indicados para explicar esse fenômeno e melhor conduzir tais casos. Vi médicos arrombarem essa porta trancada, e o resultado não foi agradável. Não ouso forçar uma porta fechada por alguém em estado de sofrimento; é preciso dar tempo ao tempo.

Por outro lado, para alguém que queira tomar conhecimento de detalhes sobre a doença e seu tratamento, além dos dados fornecidos diretamente pela equipe de saúde, há, atualmente, muita informação confiável disponível na internet. É imprescindível buscar fontes de informação fidedignas. Entre elas, recomendo o site da Sociedade Brasileira de Cancerologia.

Recomendo, também, que leiam com atenção o parágrafo intitulado "Convocação", no final deste capítulo.

O papel da família e dos amigos

Falando sobre pacientes, não se pode esquecer sua família e seus amigos, porque o papel das pessoas ao seu redor é muito importante, precisamos do conforto dado por nossos entes queridos. Quando temos ao nosso lado a ajuda de pessoas próximas, fica mais fácil enfrentar as dificuldades em nossa vida, a doença e seu tratamento se tornam um peso mais leve para carregar.

Para o paciente, é também uma maneira de se conscientizar da experiência de humildade em fazer parte deste universo, fazer parte de seu desenvolvimento, permitindo aos outros que cresçam por suas boas ações. Quão consolador é, para a família e amigos, exercer o papel de um instrumento auxiliar! Como é gratificante estar por perto, para dizer palavras amáveis, para ajudar, e, em seguida, ser capaz de pensar em si mesmo como alguém que realizou uma missão! E quando cumprimos uma missão, não por obrigação, mas por amor, temos um sentimento infinitamente reconfortante.

Àqueles que não se sentem chamados a ajudar quando alguém próximo fica doente, peço que reflitam: todos teremos o nosso tempo de precisar de cuidados e ajuda dos outros. Passar incólume ao longo da vida é um evento muito raro. É simplesmente uma questão de tempo. Se não ajudarmos nossos entes queridos, estaremos talvez em risco de não receber ajuda quando precisarmos, e não são palavras de ameaça, mas simplesmente um pensamento lógico: se nos ausentamos, seremos naturalmente esquecidos.

Esta é a realidade, e é assim que funciona. Mesmo se alguém é muito rico e tem muitas pessoas para prestar-lhe cuidados, não é a mesma coisa que estar rodeado de familiares e amigos verdadeiros.

É importante enfatizar que, ajudando--nos uns aos outros, estamos agindo em conjunto para desenvolver um mundo melhor para todos. Toda ação leva a uma reação, e não é diferente nesse caso.

Registrar por escrito nossos sentimentos

A informação dada pela equipe de saúde não é a única que importa. Algumas notas tomadas pelo paciente podem ser muito úteis para o médico e para os outros profissionais de saúde. Ele pode escrever uma espécie de diário, com todos os comentários que julgar importantes, sobre os sintomas e alterações observados durante o tratamento. Será certamente útil para todos. Ao mesmo tempo, pode elaborar uma lista de perguntas à equipe de oncologia na consulta seguinte.

Quando muitas questões e conflitos surgem em nossa mente, temos tendência a esquecer alguma coisa. A lista vai ajudar a reduzir a ansiedade, que ocorre com muita frequência. Além disso, o paciente pode escrever suas impressões pessoais e fornecer um testemunho para partilhar sua experiência com os outros, como estou fazendo agora. A partilha é sempre bem-vinda.

Culpa?

Quando os pacientes são crianças e adolescentes, há um motivo a mais para a necessidade de um apoio psicológico, não apenas para eles, mas também para suas famílias. O jovem paciente não é necessariamente consciente da morte, mas cuidados e atenções especiais serão necessários. Há vários problemas que irão surgir durante o tratamento, incluindo as alterações da sua própria imagem. Ele terá que enfrentar grandes mudanças em sua vida. Para a família, principalmente para os pais, esse apoio é essencial, porque, muitas vezes, eles se sentem mais afetados do que se fossem eles próprios os pacientes.

Além de seu próprio sofrimento como

pais, eles assumem o de seu filho. Às vezes, o efeito sobre os pais é tão catastrófico que seu desespero é percebido pelo jovem e suas preocupações são transmitidas a ele. Não devemos permitir que tal situação ocorra, porque pode atrapalhar a relação com os cuidadores e, consequentemente, perturbar o andamento do tratamento.

O jovem paciente muitas vezes se torna irritável e intolerante. Parece que se sente culpado, sendo a causa do sofrimento dos pais, e quer acabar com isso. Dessa forma, o cenário torna-se muito mais doloroso.

Os pais não precisam provar à criança que o amam, revelando a ela o desespero por causa de sua doença. Maior prova de amor é dar-lhe apoio com serenidade, para que o doente se sinta bem.

Em algumas ocasiões, ocorre um problema de transferência de culpa dos pais para a equipe de cuidados de saúde, situação com a qual não se lida facilmente. Os pais podem se sentir como se tivessem cometido um erro em algum momento na vida de seus filhos e, ao mesmo tempo, não são capazes de aceitar que fizeram algo errado. O sentimento de culpa é pesado demais para que o possam suportar, e, instintivamente, o transferem para a equipe de saúde. Comumente, não terá ocorrido nada de errado de lado nenhum, trata-se apenas de uma questão de mal-estar relativo à doença. Devemos estar atentos a esse tipo de problemática.

A infância é um fenômeno singular em si mesmo. Muitas vezes eu me questiono sobre o assunto, perguntas fora do campo médico. Respostas fisiológicas simplistas não são suficientes para mim, há algo inexplicável no fato de uma pessoa estar em desenvolvimento. É algo que devemos respeitar com todo o nosso espanto, mas como o tema não é o alvo deste trabalho, vou deixá-lo em aberto por enquanto.

A imortalidade

Na minha opinião, independentemente de sua classe social ou nível de informação, quando estão doentes os adultos têm um padrão semelhante de reação — mas, paradoxalmente, cada um à sua maneira, porque cada pessoa é única. Mas todos têm uma coisa em comum, que nada no momento pode mudar: a perspectiva da morte. Embora a riqueza ou a educação possam trazer um pouco mais de conforto e compreensão da situação, não há diferenças quando se trata do confronto com a morte, este evento que acontece a todos, sem distinção.

Normalmente, não pensamos que vamos morrer, mesmo sendo a única certeza que temos na vida — esta finitude absolutamente solitária, apesar de sua universalidade. E todos lutam pela sobrevivência, como se estivessem em busca da imortalidade, essa ideia que nos persegue e nos assombra continuamente.

Essa busca da cura de doenças, os esforços para obter um aumento da esperança de vida... Seriam uma tendência do ser humano a ir mais além, numa tentativa de alcançar a imortalidade? Por que não? Por que existem a vida e a morte? Onde está a origem desse círculo vicioso da vida? E por que temos esse instinto ancestral de sobrevivência?

Pé no chão

Mas voltemos à realidade, ao pé no chão. É importante considerar a disposição de cada paciente. O ideal é manter a pessoa funcional durante e após o tratamento. Se o paciente tem uma boa reserva de saúde, se a doença ou o tratamento não o impedem de prosseguir em suas atividades diárias, acho que ele deve continuar a sua vida o mais normalmente possível. Mas não é só o médico que irá tomar decisões; o paciente também irá estabelecer os seus limites.

Muitas vezes, no entanto, durante o tratamento do câncer o sistema imunitário do paciente fica comprometido. A defesa do hospedeiro para agentes infecciosos se torna enfraquecida e o paciente fica sujeito a um risco aumentado de adquirir infecções. Assim, a fim de não ser exposto, o isolamento pode ser necessário, principalmente durante os períodos críticos. O médico irá determinar avaliações para ajudar o paciente a se proteger.

Mesmo isolado, os riscos continuam a ameaçar o paciente, pois os micro-organismos presentes no próprio organismo podem tirar proveito da situação, ou seja, as defesas enfraquecidas podem deixar agir os agentes oportunistas. É muito importante seguir as orientações da equipe de saúde, mas a paranoia não é recomendada, claro. Hoje, a medicina tem meios para combater as consequências da baixa na imunidade do hospedeiro, e há drogas até para estimular a produção de células responsáveis por sua defesa. O oncologista dispõe, hoje, de um grande arsenal de medidas e medicamentos para combater os efeitos colaterais do tratamento, que se tornou muito menos doloroso do que no passado. O número de casos necessitando hospitalização, por exemplo, caiu substancialmente.

Falando em efeitos colaterais, a perda de cabelo é um dos mais temidos, e não há muito que fazer para evitá-la. A autoimagem é um ponto muito importante a considerar, é inegável. O rosto e o cabelo são o primeiro sinal de identidade de uma pessoa. A queda de cabelo é uma perda adicional à condição vivida pelo paciente, já afetado por outras perdas. E isso não é banal, como se poderia argumentar. Perder cabelo de forma tão abrupta é uma agressão real. E se o bem-estar do paciente está em jogo, é necessário resolver essa situação, é preciso colocar todas as chances em prol do sucesso.

Acredito que o uso de uma peruca é uma solução satisfatória. Ela pode ser feita sob medida, de forma a reproduzir o visual da pessoa com a maior precisão possível. A intenção não é esconder a verdade, o principal objetivo é eliminar o sofrimento desnecessário. Todo esforço deve ser feito para manter o ânimo do paciente em alta, e isso é importante para a obtenção de bons resultados. *Voilà!*

Com a evolução do tratamento, um número considerável e cada vez maior de casos está se tornando curável. Temos que mudar a ideia preconcebida da equação "câncer igual a morte". Este não é sempre o caso, e um pensamento mais positivo dá mais motivação para a batalha que nos levará à vitória.

Às vezes, nos encontramos sós com nossos pensamentos e nossas dúvidas. No caso de câncer, não devemos ficar isolados

dos outros; o ideal é buscar ajuda, ou para obter informações ou apenas para falar com alguém. É importante não desanimar. Sei que não é fácil, e é por esta razão que escrevo este texto. Quero o meu livro trabalhando como instrumento auxiliar para aqueles que procuram motivação para não desistir, aqueles que estão procurando explicações para o que está acontecendo com eles... Porque também estou tentando compreender as circunstâncias que nos rodeiam, optei por escrever informalmente, dando a mim mesma e aos leitores a possibilidade de abrir a nossa "caixa de pensar". Não tenho soluções milagrosas, mas quero partilhar meus pensamentos com vocês e estar ao seu lado durante essa provação.

No entanto, se você acha que o momento não é bom para perguntas, para reflexões, se você quer mudar de assunto, então, ouça o que o seu coração está dizendo; deixe esta leitura para um outro momento. Talvez seja necessário envolver-se em uma atividade que lhe dê prazer, para sentir-se bem. Precisamos de pausas para "recarregar as baterias". Temos que manter o moral alto para enfrentar a situação.

Vamos em frente!

Quanto ao tratamento, mesmo nas situações mais complicadas e difíceis eu nunca diria que perdemos a batalha. Acredito firmemente que, de um dia para o outro, a ciência vai descobrir como lidar com a armadilha em que o organismo cai para desenvolver o câncer — a verdadeira armadilha, não fatores que aumentam ou diminuem as probabilidades, que tornam o campo propício ou não para o desenvolvimento da doença. Um dia virá em que vamos encontrar a chave que abrirá a porta para a cura completa. Mas não sabemos quando.

E se fosse amanhã? Era com esta esperança que eu me motivava a continuar a tratar até mesmo os casos mais difíceis, e com prognósticos mais desfavoráveis. Enquanto o tratamento combatia o mal, e não era mais perigoso para a pessoa do que a doença em si, eu nunca quis desistir, e explicava meu ponto de vista ao paciente e à sua família: de minha parte, eu continuaria; a eles cabia a decisão em contrário.

Isso é claro em meu pensamento: cada paciente deve ser considerado o principal elemento motivador para o médico, no momento de se decidir por um tratamento. Não importa o quanto pode ser caro para o sistema; todos os esforços devem ser feitos de modo a obter os melhores resultados — mesmo que pareça óbvio, insisto em enfatizar isso. Nós somos o reflexo um do outro, "à imagem e semelhança". Quando cuidamos de uma pessoa e observamos os resultados, trata-se sempre de um processo de aprendizagem e uma ação para todos. É mais um passo para conhecer o universo existente dentro de cada um, e que representa a totalidade. É assim que vejo as coisas.

Sim, o paciente é o parâmetro mais importante dessa equação, e é em função das suas necessidades que todos os outros elementos devem ser ajustados. Assim, com a experiência adquirida, vamos ajustar o tratamento para cada um, e isso vai fazer parte de uma nova estimativa, que dará a base de uma diretriz para futuros tratamentos; isso será útil para nós mesmos, para todos.

No entanto, a decisão sobre quando parar o tratamento do câncer nos casos menos favoráveis não é unânime, mesmo entre os pacientes. Na minha opinião, essa decisão deve ser tomada em conjunto pelo médico e pelo paciente, ou seu representante, após discussões abertas de ambos os lados.

Crenças

Por causa e apesar de todo o cuidado meticuloso e necessário, o paciente oncológico se sente em uma batalha, é inegável. Às vezes, é tentador procurar tratamentos alternativos. Muitas vezes, o paciente, ou sua família, ouviu falar de um tratamento considerado não ortodoxo pela medicina convencional — substâncias ou métodos "milagrosos", surpreendentemente ainda não conhecidos pela ciência e prometendo uma alta taxa de cura.

Vi pessoas, anteriormente entre as mais céticas, embarcarem nessas histórias quando alguém da família estava acometido pelo câncer ou quando eles próprios estavam doentes. Eu mesma tive a tentação de acreditar nesse tipo de tratamento, proposto por pessoas à minha volta, quando minha irmã foi considerada incurável. Eu me dizia que, se fosse uma substância que não causasse danos ao organismo e se não prejudicasse o tratamento oficial, então, não havia nenhum problema em usá-la. No fundo, tinha uma semente de esperança de que ela pudesse ter um efeito benéfico, e não é porque passei por essa experiência que o digo.

Situações como essa não são novidade, nem são raras. Trata-se de uma reação comum, que não deve ser tratada como um erro grave. Além disso, sabemos que muitos tratamentos que existem hoje começaram a partir de observações triviais, nem sempre saíram de laboratórios altamente equipados.

Como médica, antes de alguém da minha família ter sido afetado pelo câncer, quando ainda estava impregnada da oni-potência dos médicos como detentores do poder de diagnosticar e curar, eu achava ridícula essa busca de curas supostamente miraculosas. Cheguei, às vezes, a ser intolerante quando essa atitude partia de um paciente e seus familiares, e não preciso dizer mais do que a famosa frase latina: "*Errare humanum est*". Eu assumo.

Não se deve, de modo algum, ir a extremos; não se deve abandonar o tratamento prescrito pelo médico para se aventurar a tomar substâncias desconhecidas e mal estudadas, nem recusá-las completamente e *a priori*. O bom senso deve sempre estar em primeiro lugar. Nem que seja pelo efeito apaziguador que a esperança propicia, o uso dessas substâncias pode ser aventado, desde que deixando claro para o paciente e sua família a verdadeira razão para o seu uso.

Precisamos acreditar em alguma coisa. É inata aos humanos, ao que parece, esta tendência a ter uma crença. Uma religião ou um ideal podem alimentar nossa necessidade de acreditar em algo. Como somos insignificantes quando ignoramos o poder da fé!

Não temos conhecimento suficiente para julgar coisa nenhuma nesse campo. Mesmo a ciência ainda está no nível das crenças. Embora sempre tente nos apresentar provas, sabemos muito bem como os conceitos demonstrados e considerados intocáveis, em determinado momento, podem desmoronar de um dia para o outro, face a novas constatações. Isso já aconteceu muitas vezes na história da ciência.

Por que temos esse grave desvio de pensar que conhecemos a verdade? Nós só temos crenças... sempre! Mesmo os céticos, que não acreditam em nada, acreditam em si mesmos. E, mais uma vez, não passa de uma crença...

Na sala de espera

Ainda tenho algo a acrescentar sobre o meu personagem principal e seu ambiente. "Tudo azul" não é uma afirmação frequente nas salas de espera dos departamentos de oncologia. Temos que lembrar que somos todos semelhantes, mas cada um tem a sua particularidade, e não se pode generalizar — assim também acontece com a doença, como na vida real, nada mais real que isso.

O câncer manifesta-se de várias maneiras, dependendo da célula a partir da qual se origina, da fase em que se encontra (em oncologia, usamos mais frequentemente a expressão "estádio da doença") e, especialmente, de acordo com o hospedeiro. Finalmente, pode-se dizer que existem várias doenças diferentes chamadas "câncer".

O cenário que vemos em um departamento de oncologia inclui uma ampla variedade de situações. O estado de saúde e a aparência de determinada pessoa não necessariamente representa uma etapa pela qual todos vão passar. Portanto, não podemos nos projetar perfeitamente em outra imagem; os contornos não se encaixam. O previsível nem sempre é visível.

Então, não alimentem a sua imaginação com cenários sombrios. Cada pessoa é única, e tem seu caminho pessoal para reagir a uma lesão e ao tratamento.

Convocação

Como disse anteriormente, gostaria de convidar todos a participarem da criação de um projeto para uma nova abordagem do câncer, a nova abordagem que mencionei no Capítulo 2. O próprio paciente é o primeiro interessado, portanto, não deve se manter em uma atitude passiva. Sendo ele o portador de uma lesão que pode acender a luz no fim do túnel, sua contribuição é fundamental para que encontremos essa saída para toda a humanidade. E conforme o andamento do projeto à época de sua participação, o paciente já poderá ele mesmo se beneficiar dos resultados.

Obviamente, não estou aconselhando ninguém a se descuidar do tratamento a que está se submetendo para se aventurar como um paladino em busca de soluções fantásticas. A proposta é agir conforme a disponibilidade de cada um, simples assim. Àqueles cujo único contato com algum veículo da ciência é seu médico e sua equipe, peço que transmitam-lhes a nossa proposta, se eles ainda não estiverem engajados. Se tiverem acesso a centros universitários de pesquisa ou a companhias farmacêuticas, melhor ainda.

O ponto de partida é propor estudos para que se consigam tratamentos cujos mecanismos de ação não tenham a morte celular como principal objetivo — este é o "pulo do gato", no meu entender. Haverá resistência por parte dos próprios estudiosos, certamente. Mas não podemos desistir facilmente. Peça ao seu médico para pelo menos lançar esta ideia no próximo congresso de que participar, ainda que seja sob a forma de uma mensagem a pedido de um paciente seu; poderá haver alguém que se interesse. Se for preciso, ofereceremos amostras de nossos tecidos, normais ou patológicos, para os estudos. Quanto mais ampla a amostragem, maior é a confiabilidade de um estudo.

Estamos na era das redes sociais, que têm se mostrado bastante eficazes na divulgação de tantos eventos, de tantas notícias... Podemos usá-las para esse fim também, e proponho-me igualmente a propagar minhas ideias nas redes e como for possível. Precisamos acelerar os estudos sobre o câncer e ampliar sua gama de possibilidades, para que os tratamentos se tornem menos agressivos e mais eficazes. É preciso mais esforços para inovar, mais ainda do que já inovamos. Muitos avanços já foram alcançados, mas ainda não são suficientes para todos.

Os séculos passam e a cura certeira do câncer não chega... Vamos agir, estamos todos no mesmo barco. Naveguemos!

4. O MÉDICO

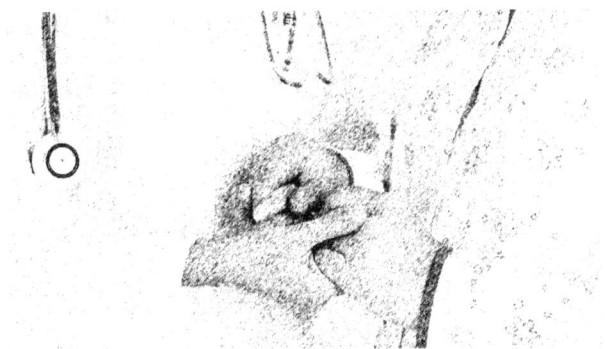

O médico: quem é ele? Quem é essa pessoa que quer se arvorar em alguém que cura?

O dicionário nos diz que o médico é uma pessoa que exerce ou pode exercer legalmente a Medicina. Desde o início dos tempos, todas as comunidades humanas — até mesmo as mais primitivas — sempre tinham alguém que tratava os doentes, por vezes considerado uma espécie de mago ou feiticeiro, com poderes sobrenaturais.

Os conceitos mudaram, mas ainda existe hoje um remanescente dessa crença, porque consideramos que o médico deve ter uma "vocação" e um talento especial para a prática de sua profissão. Pelo menos, ele deve ser um estudante aplicado, uma vez que na maioria dos países o acesso à Faculdade de Medicina é para aqueles com melhores notas, ou os que têm sucesso nos exames para entrar na universidade. E é compreensível que seja assim, porque o médico é quem vai cuidar do bem mais importante para nos manter vivos: a saúde.

Tomamos por certo que a busca pela cura é uma ideia lógica. Mas se fizermos uma pausa para pensar um pouco, se tentarmos libertar nossa mente de seu estado de condicionamento habitual, vamos nos encontrar diante de uma atitude que representa uma tentativa de contrariar a natureza perecível do nosso universo — o que conhecemos do universo. Na verdade, o médico é uma pessoa que trabalha sempre contra a corrente: seu objetivo é reverter os processos naturais que nos fazem perecer.

Neste sentido, o médico continua a ser alguém que tem uma vocação para o sobrenatural, não muito distante do feiticeiro das tribos primitivas. Digo sobrenatural, obviamente, em seu sentido estrito, isto é, além das leis da natureza (deste universo como o conhecemos). Claro que, para tratar as pessoas doentes, o médico tem apenas as ferramentas criadas neste mesmo universo e sujeitas às mesmas leis. Mas isso não muda o fato de que é uma ação para combater nossa natureza perecível. Parece paradoxal, e eu digo "parece" porque sabemos tão pouco sobre nós mesmos que seria arrogante ter certezas.

Há uma pergunta que martela na minha cabeça, e me sinto aliviada em poder partilhá-la com vocês, porque é também um chamado à reflexão e uma busca por respostas que sozinha não sou capaz de encontrar; talvez alguém que leia o meu livro dê mais um passo em busca de soluções. A pergunta é sobre o conflito que vejo entre a nossa pertença a este mundo perecível e nossa propensão a querer escapar dessa situação. A busca da cura, os esforços para aumentar a expectativa de vida, seriam eles um sinal, talvez, de que a finitude não nos serve, de que nossa integridade não pertence a esse padrão oferecido por este universo perecível, tal como o conhecemos?

De volta ao nosso mago-feiticeiro, que está tentando curar as pessoas doentes: como existem muitos tipos de equipamento para ajudá-lo hoje em dia, eu diria que ele é agora um profissional da indústria. Mas, felizmente, a intuição médica nunca perde o seu lugar.

Por que escolhemos a profissão médica? O que motiva um jovem estudante a decidir por esta área? A esta pergunta eu posso responder, no meu caso, pelo menos. Quando escolhi ser médica, eu queria conhecer mais profundamente o ser humano e tentar ajudar as pessoas. Meu pai era médico, e não posso dizer que na minha escolha não fui influenciada por ele, um médico altamente qualificado e dedicado, que praticava sua profissão caridosamente, era considerado uma pessoa abençoada.

Em um país onde havia (e ainda há) uma grande parcela da população vivendo em situação de pobreza, e numa época em que o sistema de saúde não era tão burocratizado como hoje, ele dedicou sua vida a ajudar os demais. Com certeza, pessoas como ele influenciam fortemente aqueles que estão ao seu redor, mas nunca pensei que a minha escolha tivesse sido por causa dele, porque nunca ousei sonhar em ser como ele — essa ideia nunca irrompeu na minha consciência. Por mais estranho que possa parecer, é somente agora, ao escrever este trabalho, que estou analisando este fato.

Por que escolhemos ser oncologistas? Muitas vezes me fizeram esta pergunta.

Em primeiro lugar, o que é um oncologista? Oncologista é um médico que trata pacientes com diagnóstico de câncer. A tendência atual é ter especialistas em cada campo, ou seja, cirurgia oncológica, radioterapia, oncologia clínica ou médica e oncologia pediátrica, os dois últimos sendo especializações para o tratamento com drogas. Mas todos eles fazem parte da grande equipe de oncologia.

No meu caso, fiz um estágio em um departamento de oncologia clínica e gostei, encontrei ali uma organização exemplar. Acabei fazendo a minha especialização no mesmo departamento. Em seguida, fui convidada a permanecer na equipe. Aproveito a oportunidade para prestar homenagem ao nosso preceptor no departamento de oncologia, onde me especializei, Dr. Sebastião Cabral Filho. Ele também é o chefe do Centro de Quimioterapia Antiblástica e Imunoterapia, onde trabalhei durante vinte anos,[3] uma pessoa muito competente e dinâmica, sempre interessado em difundir o conhecimento e o gosto pelo estudo. Lembro-me de quando reclamávamos por não termos tempo para estudar, pois cuidávamos dos doentes durante todo o dia e tínhamos apenas poucas horas livres, e ele costumava nos perguntar: "O que vocês fazem à noite? Estudem!" E ele estava certo, é preciso estudar muito, temos que nos dedicar de corpo e alma! Quando eu era jovem, dizia-se que a medicina era como o sacerdócio. É preciso haver vocação!

---

3 http://www.cqai.com.br/

E que é a vocação? O dicionário explica: "Inclinação, propensão, tendência para qualquer estado, ofício, profissão etc; chamamento, escolha".[4]

Às vezes, pergunto-me se eu tinha vocação para ser médica e, especialmente, para ser oncologista. Já cheguei a pensar que não, por ter abandonado a minha profissão quando me mudei para Quebec. Claro, tentei prosseguir aqui, mas não consegui obter a licença para a prática médica. Apesar disso, eu tinha uma boa razão para me mudar para o Canadá: aqui encontrei a minha felicidade com o meu quebequense — *"qui prend mari, prend pays"*[5] — casei e mudei... *Voilà!*

Ainda assim, trabalhar como oncologista durante vinte anos permitiu-me adquirir uma experiência suficientemente vasta. Vi a doença nos estádios mais variados, tive pacientes provenientes de diferentes regiões, de todas as classes sociais, com enormes diferenças no nível de informação. Acompanhei casos de vitória e de fracasso. Não é fácil! E é só quando saímos completamente do "cenário" que nos damos conta disso. Os médicos estão tão ocupados em estudar, avaliar e tratar seus pacientes, que não podem se dar ao luxo de se comover.

---

4 Fonte: http://michaelis.uol.com.br/
5 Do francês: "Quem 'pega' um marido 'pega' um país."

Com efeito, são frequentemente acusados de indiferença, porque são muito concisos durante a consulta e o acompanhamento do paciente e aparentam uma certa insensibilidade. Isso é normal e involuntário, uma espécie de defesa, para manter a integridade emocional. E isso é bom, eu acho. Tendo que tratar muitos pacientes, ele deve manter a sua razão, seu intelecto, nas melhores condições possíveis para tomar decisões importantes para o paciente.

Segui este ritual durante todo o meu tempo como oncologista, exceto nos últimos dois anos, após a morte de minha irmã, que sucumbiu ao câncer. Lembro-me de uma vez em que, depois de receber uma paciente em consulta, acompanhada pela irmã, comecei a chorar, como se fosse minha irmã e eu que tivéssemos acabado de deixar meu consultório.

E foi nesse estado que a irmã da paciente, retornando para me fazer mais perguntas, apanhou-me em flagrante. Eu não tinha tido tempo de esconder a minha dor. Então, tive que confessar os meus sentimentos, para que ela não pensasse que sua irmã estava morrendo. Eu não era mais a mesma pessoa, e isso facilitou minha aceitação em abandonar minha profissão, quando decidi ficar em Quebec.

Finalmente, toda essa experiência me

deixou importantes sequelas. Felicito os médicos que passaram por situações seme-lhantes e mantiveram o controle de seu lado emocional. É admirável! E é assim que deve ser. Caso contrário, perde-se a capacidade de ser um médico.

Mas, uma vez médico, sempre médi-co, como os sacerdotes, ao que parece. E não desminto completamente esta afirmação, aqui estou eu a escrever sobre este assunto, que ainda ocupa meus pensamentos.

Para tentar entender melhor o onco-logista, este estranho personagem, podería-mos dizer que sua loucura começa com o interesse pela ciência. Para estudar os efeitos da quimioterapia, por exemplo, devemos es-tudar os mecanismos vitais mais íntimos das células do nosso corpo, porque é aí que as drogas vão agir. É fascinante! Quando estu-damos a base farmacológica, o mecanismo de ação dos tratamentos do câncer, ficamos otimistas com relação à possibilidade de cura.

O combate que acontece na estrutura profunda das células, a ação de moléculas de quimioterapia com o fim de enganar a célu-la em um determinado momento ou em um ponto alvo, para destruí-la, tudo isso atrai a atenção de alguém que se interessa por ciên-cia e pelos mistérios da vida, e isso motiva ainda mais o médico que escolheu ser oncologista. E assim ele se vê tentado a continuar sua luta contra a morte, tocando pontos vitais... Por mais paradoxal que possa parecer.

Em oncologia, há também um outro fator que mantém viva a esperança do médico: trata-se de uma das especialidades onde o compartilhamento de conhecimento se faz mais intensamente. São incontáveis os encontros profissionais e científicos que ocorrem localmente, regionalmente e internacionalmente, em todo o mundo, com a apresentação de resultados de tratamentos feitos em estudos estatísticos muito rigorosos. Desta forma, os protocolos de tratamento são divulgados em escala planetária, e o oncologista se sente em uma rede, onde ele pode se informar e, ao mesmo tempo, dar sua contribuição, permanecendo continuamente atualizado.

O papel das companhias farmacêuticas

Chegou a hora de mencionar o papel desempenhado pelos laboratórios farmacêuticos. Sabemos que eles têm um grande interesse econômico em jogo, mas eu gostaria de enfatizar sua importância para o desenvolvimento e o progresso do tratamento do câncer, porque essas empresas, através de seus representantes, infiltram-se nos recantos mais remotos e esquecidos do planeta para tornar seus produtos acessíveis aos médicos. Isso acaba sendo útil para a padronização das abordagens terapêuticas oncológicas, desde que em combinação com o acesso à rede de protocolos de tratamento e critérios rigorosos para o uso de drogas contra o câncer. É também uma boa maneira de estudar novos protocolos de tratamento, porque quanto mais pacientes em avaliação, mais confiáveis são os resultados do estudo.

Mas, cuidado: é aconselhável usar uma boa dose de discernimento para se certificar de estar sempre tomando o caminho certo. E a melhor maneira para um médico saber se está na boa direção é estar preocupado com a saúde dos pacientes, e não em servir a interesses econômicos. Devemos sempre nos basear em estudos que tenham demonstrado ampla eficácia. No caso de estudos experimentais, é essencial seguir os critérios científicos mais rigorosos. Não podemos ignorar um tratamento reconhecido como bem-sucedido para tentar novas abordagens sem uma clara evidência da necessidade de mudar.

A Famosa Relação Risco-Benefício

Com efeito, nessa profissão a capacidade de julgamento deve ser sempre aguçada. Outra situação que requer esta habilidade é a busca de uma melhor solução para os conflitos entre as várias circunstâncias de morbidade; o oncologista deve ser capaz de analisar com precisão a relação risco-benefício do tratamento, em outras palavras, ele deve avaliar quando o tratamento se torna mais perigoso do que a própria doença.

Existem, no entanto, algumas situações muito difíceis de enfrentar. Por exemplo, quando se sabe que o tratamento tem de ser agressivo para alcançar a cura — ao ponto de colocar a vida do paciente em risco. Temos de assumir esse risco em alguns casos e, é claro, notificar o paciente e sua família desse problema, para obter sua permissão.

A precisão de julgamento também é necessária em situações opostas, como, por exemplo, para decidir quando se deve interromper o tratamento, nos casos em que este se torna contraproducente. Quando a cura não é possível, o objetivo do tratamento pode ser também uma melhor qualidade de vida associada à maior sobrevida; há um momento em que se torna inútil, conduzindo somente a mais sofrimento.

Existem muitas condições diferentes que demandam diferentes tipos de tratamento. A doença pode ter um comportamento crônico, por exemplo, e pode ser tratada como muitas outras condições que não serão curadas, mas não ameaçam a vida de imediato, exigindo um tratamento crônico também.

A capacidade de discernimento do médico é sempre importante; devemos deixá-lo trabalhar nas melhores condições possíveis, para que ele seja capaz de tomar as melhores decisões.

Trabalhando juntos

Nesse contexto de "melhores condições possíveis" e "melhores decisões", o fato de trabalhar com uma equipe é uma boa oportunidade para a troca de opiniões entre os colegas, o que pode ser feito diariamente. Todos se beneficiam. Se um médico atinge um impasse diante de um caso complicado, ele pode pedir uma breve reunião com outros médicos, em uma sala de conferências, para discutir sobre a melhor forma de agir e conduzir o caso, enquanto o paciente está à espera no consultório do médico. Isto evita atrasos na tomada de decisão e, consequentemente, no tratamento.

É reconfortante para o paciente, porque ele sabe que há uma equipe de prontidão, com substitutos que conhecem seu caso quando seu médico está ausente. Também é reconfortante para o médico, por saber que outro oncologista de sua equipe estará lá para cuidar de seus pacientes, quando ele não puder.

A infame relação custo-benefício

Hoje em dia, ouvimos muito falar sobre a relação custo-benefício dos tratamentos. Não concordo que esta seja uma análise que deva preocupar o médico, e é uma advertência que faço. Não vejo nessa relação um propósito para o bem-estar do paciente, e esse critério não me agrada.

Sei que se trata de um assunto muito controverso — na minha opinião, um reflexo da evolução da civilização, que ainda está passando por transformações e está, neste momento, caótica. Perdemos parâmetros e critérios fundamentais; a hierarquia de valores está mudando e ainda está totalmente anárquica e perturbada. Espero que alcance o equilíbrio um dia.

Enfim, é primordial considerar o paciente como a prioridade do médico. Nunca é demais enfatizar isso.

Onipotência: dominação x submissão

Com todos esses desafios e todas as

qualidades necessárias para ser um bom médico, podemos compreender que o orgulho e a vaidade venham se juntar à lista. E isso é normal, até mesmo útil para o bom desempenho de um papel tão exigente. Compreende-se também que, por vezes, a vaidade pode transbordar. É preciso estar sempre vigilante para não se deixar dominar pelo sentimento de onipotência, porque estamos muito longe desta condição.

Na realidade, a onipotência não existe neste mundo perecível. Seria ridículo demais agir como se a tivéssemos.

Às vezes, é o paciente que demonstra uma reverência exagerada para com o seu médico, em um verdadeiro jogo de dominação x submissão. No passado, isso ocorria mais frequentemente. Hoje, graças à facilidade de acesso à informação para o próprio paciente, a relação médico-paciente mudou, e este está cada vez mais presente nas tomadas de decisão.

Mas não devemos exagerar. O paciente não tem o treinamento necessário para decidir tudo sobre seu tratamento. Mesmo quando o doente é um médico, ele nem sempre se encontra em estado emocional suficientemente estável para ser capaz de decidir sobre a própria doença.

Testemunho

Finalmente, qual é o objetivo da minha reflexão sobre o oncologista? Por que tive este chamado para escrever sobre o tema? Será que meu livro poderia ajudar outros em sua jornada?

Acredito que sim. Compartilhar nossas experiências é muito importante para melhorar, progredir. Fui testemunha de muito sofrimento, mas também vi muitos exemplos de coragem e solidariedade.

O ser humano sempre surpreende, não somos um caso perdido. Vi os esforços dos médicos para superar dificuldades, para tentar sempre obter os melhores resultados. Além disso, tenho podido constatar a evolução dos tratamentos ao longo do tempo.

Por vezes, sinto-me culpada por ter deixado o meu povo, meus pobres, mas essa sensação desaparece quando penso que consagrei a eles grande parte da minha vida, o melhor da minha juventude.

Agora, quero deixar uma mensagem de encorajamento, um incitamento à vida, através da oncologista que fui um dia. Acredito que ainda há um longo caminho a percorrer, muita pesquisa a fazer. Mas sou otimista. Grandes avanços foram feitos, e deles sou testemunha. Temos muito mais esperança hoje do que quando comecei na profissão.

Tenho algumas sugestões, talvez seja melhor dizer "súplicas", para os oncologistas:

— É preciso sempre ter uma atitude de investigação aguçada em todos os sentidos, sempre nos perguntarmos se tomamos o caminho certo;

— Seria desejável a realização de mais pesquisas para o tratamento do câncer e se orientar para pontos de ação diferentes; acho que poderíamos considerar uma outra abordagem, em termos de divisão celular, falei sobre este assunto no segundo capítulo;

— Planejem seu trabalho e seu descanso, e ao se sentirem cansados, desanimados, arranjem tempo para recarregar as baterias; mas não deixem seus colegas sozinhos na batalha, e, principalmente, não deixe seus pacientes sem consolo. Não desistam, por favor.

Conclusão

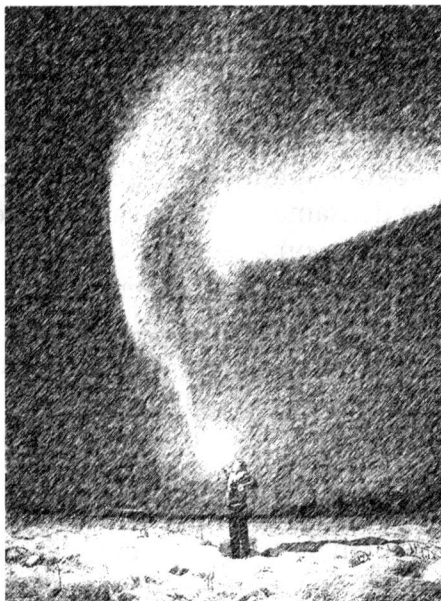

Para praticar nossa capacidade de perplexidade, vou deixar aqui uma informação surpreendente, algo que não costumamos compartilhar com o público. Existem algumas formas de câncer que entram em regressão espontânea.

Sim, é possível! Isso não é de arrepiar? O exemplo clássico é um tumor que pode afetar crianças, estando a doença geralmente presente no nascimento, o neuroblastoma. Isso não ocorre em todos os casos de neuroblastoma, é claro, mas pode acontecer. Os oncologistas conhecem esse fenômeno, embora possa haver alguns que nunca o tenham visto em sua prática.

Vi vários casos de neuroblastoma, em todas os estádios em que ele pode se apresentar, porque trabalhei muito tempo na área de oncologia, em um centro de referência de uma área densamente povoada. E já vi casos de remissão espontânea completa.

Creio que isso reforça minha proposta para uma nova abordagem no tratamento do câncer: tentar agir sobre a célula cancerosa revertendo a multiplicação celular para uma taxa normal, em vez de simplesmente pensar em destruir as células, como eu disse no segundo capítulo. Não deveríamos pensar sempre em destruição. Temos que mudar esse padrão, precisamos de mudanças radicais!

Às vezes, sinto que somos prisioneiros de um jogo do qual não conhecemos as regras mais básicas. Mas tenho esperança de que encontraremos a armadilha em que caímos e iremos nos desvencilhar dela. Tudo o que nos parece misterioso ou cercado de misticismo, um labirinto que nos faz caminhar em círculos e quase às cegas, vai ser desmascarado um dia. Por enquanto, é apenas uma Crença... com C maiúsculo!

Ainda não há conclusão definitiva! A reflexão é que é necessária quando da observação dos fatos. Devemos sempre nos fazer perguntas...

A humanidade é extraordinária — numa visão em perspectiva, chego a este surpreendente pensamento. Vivemos num universo inóspito e cruel. E somos tão bons, tão inocentes — eu diria até ingênuos — que somos capazes de achar a natureza bela, essa natureza inteiramente fundada na dor, mesmo nas ocorrências mais comuns. Brutalmente, nós arrancamos uma planta de suas raízes, um gesto considerado inofensivo; e ainda agradecemos por nos tê-la dado como alimento. Na realidade, não teríamos necessidade de agradecer, porque a natureza vai levá-la de volta, um dia.

Espero que minhas palavras não sejam duras demais...

Estou apenas tentando entender como funciona o nosso meio ambiente. Parece-me que todos os eventos que acontecem neste universo são uma tentativa de dar lugar à vida. No entanto, a vida depende da morte de outro, e isto não é o que eu chamaria de "perfeição".

Apesar dessa confusão, temos uma espécie de instinto ancestral, que eu ousaria chamar de memória ancestral de sobrevivência: estamos sempre tentando-nos recuperar, temos um impulso que nos leva ao desenvolvimento. Seja lá o que for, algo de errado deve ter acontecido com o universo, de modo a redundar nessa imperfeição. Deve haver algo mais amplo do que o que somos capazes de compreender por agora...

Em outra escala, seria algo semelhante ao agente que danifica a célula e provoca a sua multiplicação desesperada, apesar dos efeitos nefastos causados a outros tecidos e até mesmo levando à perda de todo o organismo. Estou cada vez mais convencida de que o comportamento das células cancerosas é uma tentativa desesperada para sobreviver após uma lesão causada por algum agente nocivo (como a radiação, só para dar um exemplo). O dano sofrido é sentido como um perigo letal, e a célula começa um mecanismo quase invencível de multiplicação para manter-se viva. Mas ele é caótico, e leva a consequências desmedidas: é o poder da vida atuando em um sistema que contém um erro, um "erro básico".

Por favor, neste momento, façamos uma pausa para refletir sobre o que acabo de dizer. Em nível de universo, algo realmente muito errado deve ter acontecido com a vida, de modo a explicar toda esta situação caótica, nada perfeita, de modo algum. É muito tentador acreditar num agente prejudicial afetando o universo, e que poderia ser o que algumas religiões chamam de "pecado original".

Obviamente, não acredito literalmente em narrativas tradicionais, pois são recheadas de alegorias; mas, provavelmente, terão resultado de pensamentos filosóficos inspirados. O que aconteceu? Não sei. Somos muito insignificantes para percebermos como e por quê. Mas o resultado é claro, todos podem constatar: cada unidade neste universo está tentando sobreviver e não consegue escapar da morte.

Vamos pensar juntos sobre como vencer a morte... Deve haver uma chave para abrir essa imensa porta fechada! Todos nós, em comunhão, vamos encontrar o caminho para a vida sem morte.

Meu discurso parece religioso, eu sei. Talvez os dois lados do conhecimento, religião e ciência, estejam mais próximos do que pensamos. Há muitas filosofias que tentam explicar o mistério da vida, e elas são geralmente complicadas demais para se entender. Não é de estranhar. Como estabelecer uma lógica sobre algo que não conhecemos completamente?

Agora, quero mudar o tom. Tentei controlar as palavras ao longo deste livro, de modo a não cair na futilidade do sentimentalismo. Mas agora quero falar suavemente, mesmo assim. Chegou a hora de escrever sobre a humanidade, sobre todos nós, com um pouco de ternura.

Ao nos tornarmos mais maduros, ganhamos alguma habilidade — embora limitada pela nossa própria condição — em analisar melhor a nossa conjuntura. Apesar de todas as limitações, vejo que a humanidade está a aplicar esforços "sobre-humanos", se assim podemos dizer, o que me faz acreditar que o ser humano vale mais do que se possa imaginar.

Tentamos superar nossos próprios instintos. Conseguimos nos organizar e tratar os nossos infortúnios. A humanidade avança contra a corrente. É impossível ser cético!

Tenho esperança de que poderemos continuar nossa evolução de um modo inteligente, apesar de toda a estupidez que os seres humanos ainda são capazes de praticar.

O câncer é um fenômeno que desencadeia um impulso de união entre os seres humanos. Ele realça, de alguma forma, o nosso lado sensível, a empatia para com o próximo. O sentido de urgência e de solidariedade se manifesta em todos os níveis.

Ao longo dos meus anos de prática, testemunhei muitos atos de misericórdia, bondade e generosidade. Mesmo nos tortuosos caminhos da burocracia dos sistemas públicos de saúde, detectamos a presença de compaixão, no cenário de fundo. Sem mencionar inúmeras organizações sem fins lucrativos, que ajudam as pessoas afetadas pela doença e suas consequências. Também numerosos são os gestos de solidariedade da população, individualmente ou através de várias associações e campanhas.

Esse comportamento humano é um sinal de VIDA. Não fomos feitos para morrer tão bruscamente; há algo que não parece estar de acordo com a essência de nossa existência.

Vamos, juntos, fazer um esforço ainda maior! Que o lema do oncologista, "Por uma longa sobrevida e por uma melhor qualidade de vida", torne-se uma unanimidade.

Que a boa "aurora polar" se instale em todas as latitudes, em toda a sua amplitude e magnitude...

Aurora Boreal

O que vejo
não passa de um lindo arco-íris no céu,
fugaz.
Sedutor espectro de luz
que um conjunto de circunstâncias faz

e que o acaso produz.
Assim como o acaso genético que sou,
à deriva em um mar de acasos
em que me decomponho
— ao vento dos eventos,
o acaso em que, no último momento,
morro,
fugaz.
Posso escolher a cor lilás
como minha preferida,
embora seja azul a mais querida,
mas isso não altera quase nada,
nem meu peso.
Há que ver-se, um dia,
uma aurora boreal
de uma noite sem fim,
iluminar o ocaso,
varrer, em labaredas,
o céu cruel do acaso.